DESINTOXICAÇÃO COMPLETA COM VITAMINAS

AUMENTE A SUA SAÚDE COM VITAMINAS HIDROSSOLÚVEIS E LIPOSSOLÚVEIS, MELHORE A SUA PELE, O SEU CABELO, AS SUAS UNHAS E A SUA APARÊNCIA

Jessy M. Brown

Tabela de Conteúdos

Introdução

As vitaminas são nutrientes essenciais, que fazem parte de um processo necessário que ajuda a libertar energia dos alimentos dentro da sua composição e dos alimentos consumidos para manter a pele, os nervos e os glóbulos vermelhos em constante rejuvenescimento.

Os dois tipos de grupos de vitaminas seriam classificados como vitaminas lipossolúveis e vitaminas hidrossolúveis. As vitaminas lipossolúveis são vitaminas A, D, E e K e todas elas são geralmente encontradas no teor de gordura dos alimentos. As fontes destes também podem ser encontradas em produtos alimentares como óleos vegetais, nozes, gemas de ovos, óleo de peixe, grãos integrais e vegetais de folhas verdes intensas.

As vitaminas solúveis em água apresentam-se sob a forma de complexos de vitaminas B, C e B. Ele contém elementos como tiamina, riboflavina, niacina, folato, biotina e ácido pantotênico que são tudo o que o corpo precisa para realizar funções específicas para garantir o funcionamento ideal de todos os sistemas do corpo.

Todos estes ingredientes vitais que o corpo precisa e não pode obter a partir da dieta diária pode ser obtido tomando as combinações adequadas e quantidades de multivitaminas e suplementos minerais. No entanto, deve ter-se cuidado ao tomar estas vitaminas e minerais, uma vez que alguns deles não funcionam bem em conjunto e, para alguns sistemas corporais, podem acabar por ser armazenados e, eventualmente, causar condições tóxicas. Isto é especialmente verdadeiro porque outros medications estão sendo feitos exame ao mesmo tempo.

Deficiências vitamínicas

A ingestão de vitamina ainda não atingiu o ideal onde qualquer pessoa pode atender às necessidades diárias do corpo em uma base regular. Algumas das razões incluem o elevado custo dos suplementos e minerais, planos de dieta inadequados, a falta de ingestão de alimentos nutritivos, a falta de disponibilidade de produtos alimentares frescos, como legumes frescos e frutas e, claro, a escolha de alimentos não saudáveis que sempre prevalece no consumo.

> ## Os Riscos

As deficiências de vitaminas podem contribuir para um grande número de doenças e também para a falta de funções corporais óptimas. Estes podem ser claramente demonstrados na incapacidade da pessoa de funcionar diariamente com acuidade mental e na execução física precisa e precisa das funções, bem como na presença de episódios frequentes de fadiga.

Os grupos de alto risco mais susceptíveis de sofrer de carências vitamínicas seriam os idosos, adolescentes, jovens ou mulheres grávidas e lactantes, alcoólicos, fumadores de cigarros, vegetarianos, pessoas com o estômago vazio ou em intervenções dietéticas, pessoas que abusam de laxantes, utilizadores de contraceptivos, analgésicos e outras drogas para doenças crónicas e pessoas com perturbações específicas do tracto gastrointestinal.

Além destas pessoas que vivem estilos de vida agitados ou que têm muito pouca atividade física em seus horários diários, elas também serão outro grupo que provavelmente irá sofrer de deficiência de vitaminas.

Algumas das deficiências mais pronunciadas, como a deficiência de vitamina A, são conhecidas por serem a principal causa de cegueira evitável, doenças e infecções graves que afetam crianças. A falta de vitamina D na dieta pode levar a ossos frágeis, uma vez que esta vitamina é essencial para a formação e crescimento ósseo.

A toma de um suplemento em vitamina E desempenhará um papel importante no apoio ao crescimento cerebral e às funções cardiovasculares e respiratórias. A falta de vitamina B também é prejudicial para a saúde geral do sistema do corpo, pois é o principal elemento na fabricação de células vermelhas do sangue que mantém o sistema nervoso funcionando eficientemente.

Que tipos de vitaminas existem?

A obtenção de todas as necessidades de nutrientes do organismo pode ser feita através da ingestão diária ou regulada de vitaminas. Existem duas categorias básicas de vitaminas que são solúveis em água e solúveis em gordura.

As vitaminas solúveis em água seriam as vitaminas B e C, enquanto as vitaminas solúveis em gordura seriam as vitaminas A, D, E e K. As vitaminas solúveis em água seriam eliminadas do sistema corporal numa base regular, daí a necessidade de consumir doses diárias deste tipo de grupo.

As vitaminas lipossolúveis são frequentemente armazenadas nos tecidos adiposos do corpo, daí a necessidade de as utilizar para evitar retenções desnecessárias que podem causar complicações médicas negativas.

➢ *Tipos de vitaminas*

O seguinte é uma lista de algumas das vitaminas mais proeminentes que são comumente recomendadas e consumidas:

Vitamina A - esta desempenha um papel importante na melhoria da visão e na manutenção de condições de pele saudáveis. Pode ser obtido a partir de ovos, leite, damascos, espinafres e batatas-doces.

Vitamina B - Esta vitamina específica tem outras secções de decomposição, incluindo B1, B2, B6, B12, niacina, ácido fólico, biotina e ácido pantoténico.

Eles geram a energia que o corpo precisa para as funções diárias e também participar activamente na produção de glóbulos vermelhos que transportam oxigênio em todo o sistema corporal.

Estes podem vir de trigo, aveia, peixe, marisco, vegetais folhosos, leite, iogurte, feijão e ervilhas.

Vitamina C - esta vitamina ajuda a fortalecer as gengivas e os músculos, enquanto ajuda a curar feridas e a superar infecções. Sua principal fonte são os tomates, couves, brócolos e morangos.

Vitamina D - fortalece ossos e dentes e também ajuda na absorção de cálcio. Pode ser encontrado em peixe, gema de ovo, leite e alguns outros produtos lácteos.

Vitamina E - cuida das funções pulmonares e também ajuda na formação de glóbulos vermelhos. Pode ser encontrado em nozes, folhas verdes, aveia, trigo e leite.

Vitaminas nos alimentos

Embora os alimentos naturais sejam ricos em uma variedade de vitaminas, deve-se notar que muitas dessas vitaminas são perdidas devido ao armazenamento, cozimento e manuseio.

Portanto, é importante cuidar cuidadosamente dos alimentos naturais para que a integridade do produto permaneça intacta. Algumas vitaminas não devem ser tomadas com outros medicamentos, e algumas combinações de vitaminas também não são adequadas.

Para melhores resultados, um profissional médico deve ser consultado para que uma combinação adequada possa ser projetada para atender às necessidades e desejos da pessoa.

> ***Fontes***

Segue-se um resumo geral das várias fontes alimentares das vitaminas mais comuns:

Vitamina A - fígado de bovino, peixe gordo, leite, gemas de ovo e queijo.

Vitamina C - laranjas, couve-de-bruxelas, morangos, brócolos, couve.

Vitamina D - sardinhas enlatadas, cavala, arenque, camarão, fortifica leite.

Beta-caroteno - pêssegos, batata doce, cenoura, espinafre, abóbora de bolota.

Vitamina E - óleo de gérmen de trigo, óleo de cártamo, óleo de girassol, espinafre, gérmen de trigo, ou seja, ovos e aveia.

Vitamina K - grelos, brócolos, couve, espinafre e fígado de bovino.

Vitamina B1 (tiamina) - germe de trigo, presunto, fígado de vaca, amendoim, ervilhas verdes, porco e arroz integral.

Vitamina B2 (riboflavina) - fígado de bovino, leite, iogurte, abacate, couve e levedura.

Vitamina B3 (niacina) - frango, salmão, carne bovina, manteiga de amendoim, batatas, sementes de girassol e ameixas.

Vitamina B% (ácido pantoténico) - fígado de bovino, ovos, abacates, cogumelos, leite, nozes e vegetais verdes.

Vitamina B6 (piridoxina) - bananas, abacates, carne bovina, frango, peixe, sementes e couve.

Vitamina B12 (cobalamina) - fígado de bovino, amêijoas, atum, iogurte, leite, queijo e ovos.

Ácido fólico (vitamina BC) - fígado de bovino, espinafre, sumo de laranja, alface romana, beterraba, cenoura, gema de ovo, abacate e damasco.

Biotina - fígado de bovino, amêndoas, manteiga de amendoim, ovos, farelo de aveia, arroz não polido, carne e produtos lácteos.

Como escolher as vitaminas certas?

Mesmo o plano de dieta mais abrangente muitas vezes não atende a todas as necessidades nutricionais diárias de todos, desde crianças até adultos. Algumas das razões para estes desequilíbrios são, por exemplo, planos alimentares inadequados, consumo excessivo de alimentos rápidos e convenientes, e o facto de não haver frutas e vegetais suficientes para ocupar um lugar de destaque na dieta diária.

É aqui que o apoio nutricional das vitaminas pode ser útil. No entanto, seria loucura assumi-lo e todas as vitaminas são adequados para todos igualmente.

Algumas considerações devem ser feitas, tais como estilo de vida, disponibilidade de produtos alimentares naturais, problemas de saúde individuais e outros factores que desempenham um papel dominante na decisão da vitamina certa a ser consumida.

➢ *A seleção*

Quase todos os especialistas médicos ainda acreditam que a melhor fonte de vitaminas é ainda os alimentos naturais, mas devido a uma variedade de razões nem sempre é possível obter a necessidade diária através desta única fonte, portanto, a necessidade de criar um equilíbrio com a adição de vitaminas no regime nutricional diário.

A maioria dos especialistas defende o consumo de uma dose diária de multivitaminas, que geralmente é suficiente para tratar adequadamente qualquer deficiência, se o indivíduo já está em um plano de dieta bastante saudável.

No entanto, se o indivíduo já está tomando outro medicamento para tratar outras condições médicas, pode não ser uma opção adequada a considerar. Algumas vitaminas não reagem bem a determinados medications e este deve ser considerado com cuidado para evitar todos os efeitos adversos ao sistema do corpo ao fazer exame de ambos sem consultar um médico.

As mulheres que amamentam e as mulheres grávidas necessitam de uma gama completa de outras vitaminas para ajudar a equilibrar quaisquer deficiências devidas às condições em que se encontram. Similarmente, aqueles no grupo mais velho podem também necessitar doses mais elevadas das vitaminas ou de uma variedade diferente comparada ao grupo mais novo, desde que os povos mais velhos tendem a comer menos e suas dietas diárias geralmente não contêm todas as vitaminas necessárias que o corpo necessita.

Vitaminas para bebés... É seguro?

Há muito que se estabeleceu que a maioria dos bebés amamentados tem uma dieta completa, saudável e equilibrada e que os pais não têm de se preocupar com a falta de alimentos.

No entanto, nos últimos anos, pesquisas têm demonstrado que muitas mulheres grávidas e lactantes não seguem um plano alimentar completo e saudável para si mesmas, o que, por sua vez, afeta a saúde geral do bebê.

Em alguns casos, pode ser necessário complementar um plano de dieta infantil com vitaminas especificamente identificadas. Sob nenhuma circunstância um bebê deve ser alimentado com vitaminas de venda livre sem a aprovação de um médico experiente.

➢ *Para o Bebê*

Alguns bebés podem necessitar de suplementos de vitamina D se a sua ingestão diária de leite for inferior a 32 onças de leite em pó ou leite materno, embora possa ser um pouco mais difícil medir a quantidade de leite consumida se não for expressa num biberão......

Os bebés prematuros e os bebés nascidos com problemas médicos podem necessitar da ajuda de suplementos vitamínicos para os ajudar a lutar para se manterem saudáveis e crescerem em conformidade.

Isto também se aplica à mãe que teve problemas médicos anteriores, por isso ela pode não ser capaz de fornecer todas as vitaminas completas e necessárias para o feto ao carregar a criança a termo.

Algumas mães que seguem uma dieta vegetariana durante a gravidez também podem precisar considerar alguma forma de suplemento vitamínico para o bebê algum tempo depois dos primeiros 6 meses de vida do bebê.

Algumas recomendações populares que os médicos podem sugerir para bebês incluem um suplemento de ferro, vitamina D, vitamina B12 e DHA, que é um importante suplemento ômega-3.

No entanto, nenhum deles deve ser incorporado na dieta de um bebê sem a recomendação específica de um médico. Mesmo assim, isso só deve ser feito após um exame médico completo foi realizado....

Vitaminas para adultos

A maioria dos adultos hoje não é capaz de obter as necessidades nutricionais completas de seu plano diário de dieta por uma variedade de razões. Mesmo que as escolhas alimentares mais saudáveis sejam preparadas e consumidas diariamente, isso não significa necessariamente que a ingestão nutricional ideal seja alcançada.

Isto pode dever-se ao facto de alguns métodos de cultivo e conservação, e mesmo métodos de cozedura ou preparação, contribuírem para os efeitos negativos na integridade do próprio alimento natural, de modo que, quando este está pronto para consumo, perdeu-se a maior parte do valor do seu conteúdo original.

Os estilos de vida também afectam as

necessidades nutricionais do organismo, pelo que só depois de ter em conta todos estes factores é que se pode escolher o suplemento ideal.

➢ *Para adultos*

Idealmente, a dieta diária deve conter todos os grupos de alimentos, tais como grupos de frutas, grupos de vegetais, fontes de frutos secos e cereais, fontes de carne e proteínas e grupos de leguminosas. No entanto, por uma razão ou outra, é quase sempre impossível criar uma dieta equilibrada com todos estes grupos incluídos diariamente.

Decidir tomar doses de vitaminas como um substituto para a ingestão adequada de alimentos também não é algo a considerar, pois isto definitivamente não é adequado para as necessidades diárias do corpo.

Todos os adultos devem ter todas as seguintes vitaminas incluídas nos seus planos diários de dieta:

Vitamina A - para a reprodução celular diária e condições imunitárias óptimas para combater doenças. Isto também é necessário para a formação de alguns hormônios, ajuda na visão e crescimento ósseo, mantendo a saúde da pele, cabelo e membranas mucosas.

Vitamina B - esta é para a produção e manutenção de níveis de energia, a conversão de carboidratos em fontes de energia, o funcionamento ideal do músculo cardíaco e sistemas nervosos.

Vitamina B2 - importante para o crescimento do corpo e capacidades reprodutivas, juntamente com o crescimento de glóbulos vermelhos e a liberação de energia dos carboidratos.

Vitaminas para idosos

Para a pessoa mais velha, criar e manter um plano de dieta ideal para essa faixa etária pode ser um desafio. Isto porque existem muitos fatores conjuntivos que ditam o bem-estar daqueles que estão nesta faixa etária.

Esses fatores podem incluir o uso de medicamentos para certas doenças, falta de energia ou interesse em preparar refeições nutritivas, especialmente se for para o consumo de uma única pessoa, falta de acesso à compra de produtos frescos e restrições financeiras.

No entanto, há que ponderar seriamente a necessidade de assegurar que o grupo de idosos tente seguir um plano alimentar equilibrado e nutritivo. Isto pode ser feito com a ajuda das vitaminas para suplementar todas as deficiências encontradas na planta da dieta da pessoa ou no makeup médico.

> ### *Para os Idosos*

Seguem-se algumas das vitaminas que, idealmente, devem ser consideradas para consumo por este grupo etário específico:

Vitamina D - esta vitamina ajudará o corpo a absorver cálcio, uma vez que este grupo etário é mais propenso à osteoporose. Esta vitamina também ajuda na luta contra a maioria das doenças cardíacas, que é algo a que este grupo etário é susceptível.

Todos os vários tipos de vitamina B - o grupo de idosos muitas vezes tem dificuldade em criar o seu próprio ácido gástrico, que é essencial para ser capaz de ajudar a transformar certos alimentos em elementos que o corpo pode usar.

Além de ajudar nesta área, ele também ajuda a manter o cérebro em ótimas condições para que a perda de memória e outras doenças neurodelibitantes sejam mantidas à distância.

Vitamina K - este é especialmente útil para combater qualquer início da doença de Alzheimer. Ele também ajuda o coágulo de sangue mais eficazmente, como a maioria das pessoas mais velhas atestam que eles têm problemas significativos controlando o sangramento. Em alguns casos, também foi observado que esta vitamina pode ajudar a melhorar as condições de opteoporose.

Cuidado com a overdose de vitaminas!

Há muitas razões pelas quais as pessoas tendem a tomar uma overdose de vitaminas, e em alguns casos eles não percebem sequer esta condição até que ele aparece em algum exame médico que é causado por uma doença. A overdose pode ser devido a uma série de razões e a maioria são simplesmente porque a pessoa é descuidada ou mal informada.

Tomar suplementos vitamínicos sem supervisão médica adequada também não é recomendado porque algumas vitaminas não reagem bem a outros medicamentos que o indivíduo pode estar tomando para certas condições médicas.

Tomar estes suplementos vitamínicos pode causar a mutação de outros medicamentos ou, pelo menos, tornar-se ineficaz no tratamento da doença para a qual o tratamento foi prescrito.

Isto, naturalmente, pode resultar numa situação muito perigosa para o indivíduo. Há também algumas vitaminas que são sabidas para eliminar os efeitos de outras vitaminas quando tomadas junto. Seguir a dosagem prescrita na embalagem também é muito importante para que qualquer desvio possa resultar em uma overdose, especialmente quando tomado extra apenas para compensar as sessões perdidas.

Outra forma de assegurar que um indivíduo não é susceptível de sobredosagem de vitaminas é fazer análises sanguíneas periódicas, uma vez que quaisquer elementos negativos aparecerão claramente nos relatórios elaborados a partir dos restos mortais.

Conclusão

Conclusão da reunião

Tomar suplementos vitamínicos só porque é a coisa certa a fazer não é uma boa razão suficiente para começar com este regimento. Tomar vitaminas sem considerar o estilo de vida geral do indivíduo também não é uma boa idéia.

Para alguns que tomam suplementos vitamínicos é feito assim, em vez de ingestão alimentar adequada, e isso também não é prudente. Todos estes cenários podem e normalmente levam a que o corpo não seja capaz de absorver a vitamina com rapidez suficiente e, assim, retê-la para possíveis complicações médicas negativas, ou a que seja desperdiçada, uma vez que é simplesmente eliminada do sistema corporal sem usar....

Espero que estejas a caminho de uma melhor compreensão das vitaminas.

Agora sim, desejo-lhe o melhor em seus resultados, e lembre-se, tudo é prático; teoria sem ação não tem utilidade para você. Traz tudo o que se aprende para a vida real.

Um grande abraço, o teu amigo Jessy!

Pela maneira, quando você alcança seus resultados pouco a pouco, eu recomendo-o altamente, se você quiser aprender muito mais sobre métodos de perder o peso, meu livro, em "COMO FAZER UM DEINTOXIAÇÃO NATURAL COMPLETO", é um livro que eu sou certo lhe ajude muito em sua maneira à "saúde boa". Sem mais delongas, você pode encontrá-lo no motor de busca da Amazônia, como: "Como fazer uma desintoxicação natural completa" ou procurando pelo meu nome, como: "Jessy M. Brown"... Mais uma vez, desejo-lhe sucesso nos seus resultados!